BEI GRIN MACHT SICH IHR WISSEN BEZAHLT

AF151585

- Wir veröffentlichen Ihre Hausarbeit,
  Bachelor- und Masterarbeit

- Ihr eigenes eBook und Buch -
  weltweit in allen wichtigen Shops

- Verdienen Sie an jedem Verkauf

Jetzt bei www.GRIN.com hochladen und kostenlos publizieren

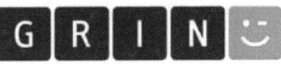

M Z

Der Gesundheitstag im Bildungszentrum für Land- und Hauswirtschaft Bad Dürrenberg e.V. als Instrument der Gesundheitsförderung

GRIN Verlag

Bibliografische Information der Deutschen Nationalbibliothek:

Die Deutsche Bibliothek verzeichnet diese Publikation in der Deutschen National-
bibliografie; detaillierte bibliografische Daten sind im Internet über http://dnb.d-
nb.de/ abrufbar.

Impressum:

Copyright © 2011 GRIN Verlag GmbH
Druck und Bindung: Books on Demand GmbH, Norderstedt Germany
ISBN: 978-3-640-88393-6

Dieses Buch bei GRIN:

http://www.grin.com/de/e-book/169906/der-gesundheitstag-im-bildungszentrum-
fuer-land-und-hauswirtschaft-bad

GRIN - Your knowledge has value

Der GRIN Verlag publiziert seit 1998 wissenschaftliche Arbeiten von Studenten, Hochschullehrern und anderen Akademikern als eBook und gedrucktes Buch. Die Verlagswebsite www.grin.com ist die ideale Plattform zur Veröffentlichung von Hausarbeiten, Abschlussarbeiten, wissenschaftlichen Aufsätzen, Dissertationen und Fachbüchern.

Besuchen Sie uns im Internet:

http://www.grin.com/

http://www.facebook.com/grincom

http://www.twitter.com/grin_com

Der Gesundheitstag im Bildungszentrum für Land- und Hauswirtschaft Bad Dürrenberg e.V., als Instrument der Gesundheitsförderung

Projektarbeit Nr.   I   II   III   IV

vorgelegt am: 18. März 2011

Berufsakademie: Gera

Studienbereich: Soziales

Studiengang: Rehabilitation

Kurs: RH 09

Inhaltsverzeichnis

I. Abbildungsverzeichnis
II. Tabellenverzeichnis

III. Literaturverzeichnis
IV. Anlagenverzeichnis

I. Abbildungsverzeichnis

II. Tabellenverzeichnis

1. Einleitung

Gesundheit ist ein wichtiges Thema in unserer Gesellschaft geworden. Durch schwierig gewordene Aufwachsbedingungen in der modernen Gesellschaft, ist besonders die Jugend vielen Gesundheitsrisiken ausgesetzt. Lange Zeit wurde dem Thema Jugendgesundheit wenig Beachtung geschenkt, da Jugend immer mit Gesundheit assoziiert wurde. In den letzten Jahren hat sich jedoch gezeigt, dass diese Formel nicht mehr gilt. Maßnahmen der Prävention und Gesundheitsförderung sind daher zunehmend wichtiger geworden.

Das Bildungszentrum für Land- und Hauswirtschaft (BLH), Bad Dürrenberg, führt jedes Jahr einen Gesundheitstag durch. Die Einrichtung wurde 1990 gegründet und ist ein gemeinnütziger Träger der freien Jungendhilfe. Das BLH versteht sich als soziales Dienstleistungsunternehmen und wurde für Jugendliche aufgebaut, die hier ihre Erstausbildung erhalten, oder sich auf eine solche vorbereiten. Unsere Zielgruppe sind Lernbeeinträchtigte und benachteiligte Jugendliche und junge Erwachsene. Unter Berücksichtigung der örtlichen Gegebenheiten, sowie die Art und Schwere der Behinderung können auch körperbehinderte Jugendliche ausgebildet werden. Im Rahmen meiner Praxisphase werde ich mich mit den Vorbereitungen für den Gesundheitstag 2011 beschäftigen. Dies werde ich anhand dieser Praxisarbeit aufzeigen. Zunächst werde ich auf die Begriffe Gesundheit, Gesundheitsförderung und Krankheitsprävention eingehen. Anschließend folgt eine Auseinandersetzung mit dem Thema Jugend und Gesundheit. In diesem Zusammenhang wird auf die Lebensphase des Jugendalters und auch auf das Gesundheitsverhalten von Jugendlichen eingegangen. Danach wird die These, dass der soziale Status Einfluss auf die Gesundheit hat, genauer untersucht. Hier werden Zahlen und Fakten angebracht, die diese These bestätigen. Im fünften Gliederungspunkt wird geschildert, wie wir im BLH dem Thema Gesundheit begegnen. Es folgen Ausführungen über verschiedene Maßnahmen, die wir zur Gesundheitsförderung und Prävention umsetzen. Schlussendlich wird der Gesundheitstag im Bildungszentrum für Land- und Hauswirtschaft e.V. vorgestellt. Hier wird der Schwerpunkt auf den Hintergrund, die Zielstellung, auf einen Teil der Organisation und dessen pädagogischen Hintergrund, gelegt. Abschließend folgt eine kurze Zusammenfassung des Themas Gesundheit und Gesundheitsförderung sowie ein Fazit dessen.

2. Begriffe

2.1 Gesundheit

Definition von Gesundheit nach der WHO 1946:

„Gesundheit ist ein Zustand des völligen körperlichen, seelisch-geistigen und sozialen Wohlbefindens und nicht nur das Freisein von Krankheit und Gebrechen" (Mathe 2003, S.87).

Zu dieser Definition der WHO gibt es jedoch einige Kritikpunkte:

- Eine zu einseitige, subjektive Sichtweise von Gesundheit und Krankheit
- Eine unrealistische Zielvorstellung des „völligen Wohlbefindens"
- Ungenauigkeiten in der Mehrdimensionalität der Bestimmung von Gesundheit und Krankheit
- Zu statisches Denken in den beiden Extrempolen der Zustände Gesundheit und Krankheit

Die Definition, ist trotz nochmaliger Überarbeitung, für die wissenschaftliche Arbeit nicht mehr aktuell (vgl. Hurrelmann 2006 S.118f).

Hurrelmann (2006) definierte Gesundheit wie folgt:

„Gesundheit bezeichnet den Zustand des Wohlbefindens einer Person, der gegeben ist, wenn diese Person sich körperlich, psychisch und sozial in Einklang mit den jeweils gegebenen inneren und äußeren Lebensbedingungen befindet. Gesundheit ist nach diesem Verständnis ein angenehmes und durchaus nicht selbstverständliches Gleichgewichtsstadium von Risiko- und Schutzfaktoren, das zu jedem lebensgeschichtlichen Zeitpunkt immer erneut her gestellt [sic] werden muss. Gelingt das Gleichgewicht, dann kann dem Leben Freude und Sinn abgewonnen werden, ist eine produktive Entfaltung der eigenen Kompetenzen und Leistungspotentiale möglich und steigt die Bereitschaft, sich gesellschaftlich zu integrieren und engagieren" (Hurrelmann 2006, S.7).

Es gibt mehrere Wirkgrößen, die die Gesundheit eines Menschen beeinflussen. Deswegen muss auch die Definition von Gesundheit die

Mehrperspektivität berücksichtigen. Einseitige und idealisierte Vorstellungen von Gesundheit und daraus resultierende Definitionen, sind längst überholt.

Die folgende Abbildung soll noch einmal die Vielzahl der Wirkgrößen veranschaulichen, die die Gesundheit beeinflussen.

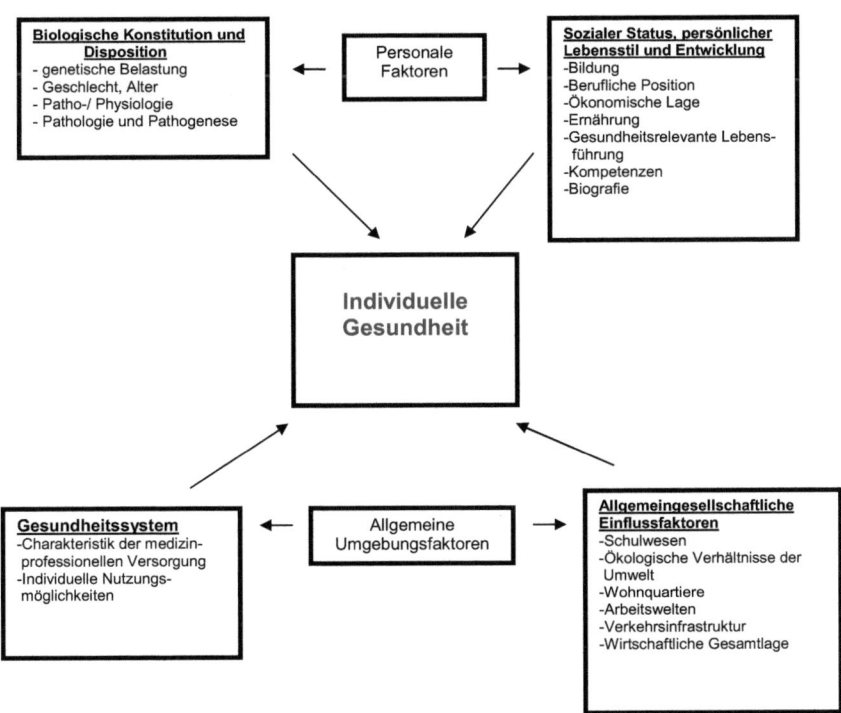

Abb.1: Wirkgrößen der Beeinflussung individueller Gesundheit
(Quelle: Mathe 2003, S.88)

2.2 Salutogenesemodell

Der Soziologe Antonovsky hat eine Theorie von Gesundheit und Krankheit vorgelegt, die er Salutogenese bezeichnet. Salutogenese heißt übersetzt soviel wie „Gesundheitsentstehung" oder „Gesundheitsdynamik".

Die zentrale Frage dieses Modells ist, warum Menschen trotz einer Vielzahl von gefährdenden und belastenden Faktoren gesund bleiben und die Störungen ihrer Gesundheit ausgleichen können. Die Salutogenese bildet mit dieser zentralen Fragestellung das Gegenstück zur Pathogenese, in der sich mit der Entstehung von Krankheiten befasst wird.

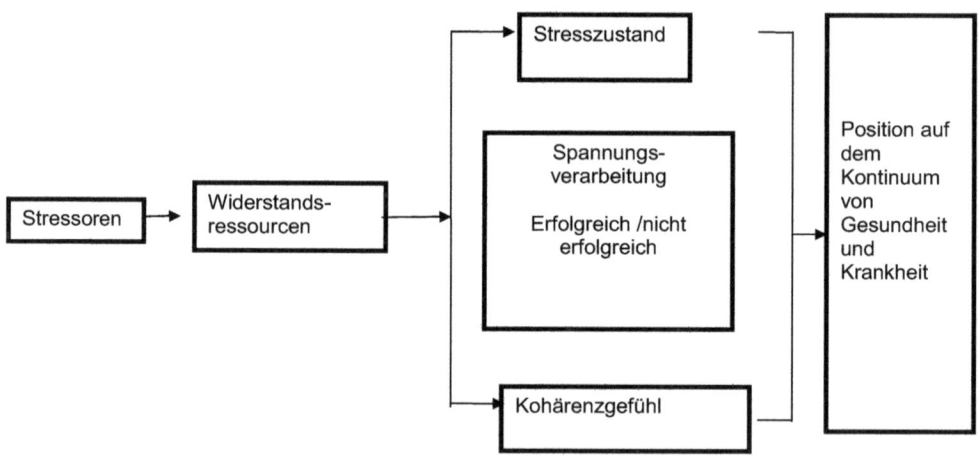

Abb. 2: Das Salutogenesemodell
(Quelle: Hurrelmann 2006, S. 125)

Wie in der Abbildung zu sehen ist bilden die Stressoren, im psychosozialen, physischen und biochemischen Bereich, den Ausgangspunkt. Sie sind eine Herausforderung der körperlichen, psychischen und sozialen Bewältigungskapazitäten. Ihnen entgegen treten die Widerstandsressourcen.

Diese können in drei große Gruppen eingeteilt werden:

Körperlich- konstitutionelle Widerstandsressourcen

In dieser Gruppe werden die Funktionen des Organismus zusammengefasst, die einen positiven Einfluss auf die Gesundheitsdynamik haben. Dazu gehören z.B. das Immun- und Abwehrsystem.

Personal- psychische Widerstandsressourcen

Darunter werden Persönlichkeitsmerkmale, wie Kontroll- und Selbstwirksamkeitsüberzeugungen und eine positive Lebenseinstellung, zusammengefasst.

Soziale Widerstandsressourcen

Damit werden Impulse, die aus der kulturellen und physischen Umwelt kommen, zusammengefasst. Dazu gehören z.B. eine gute Qualität der Beziehungen und Bindungen, Vertrauenskontakte, stabile Netzwerke und der Zugriff auf materielle Ressourcen.
(vgl. insg. Hurrelmann 2006, S.121 f)

Die Konstellation dieser Widerstandsressourcen entscheidet darüber, ob die bedrohliche Wirkung der Stressoren angemessen verarbeitet werden kann (vgl. Hurrelmann 2006, S.123).
Der entscheidende Faktor ist schließlich das Kohärenzgefühl eines Menschen. Menschen mit einem starken Kohärenzgefühl haben die Eigenschaft, in Belastungssituationen diejenigen Ressourcen zu mobilisieren, die am besten geeignet sind, um mit einem Stressor wirksam umzugehen (vgl. Hurrelmann 2006, S.122).

2.3 Gesundheitsförderung und Krankheitsprävention

Gesundheitsförderung

Die Weltgesundheitsorganisation (WHO) definierte 1997 in der „Jakarta Erklärung" den Begriff Gesundheitsförderung folgendermaßen: „Gesundheitsförderung ist ein Prozess, der Menschen befähigen soll, mehr Kontrolle über ihre Gesundheit zu erlangen und diese durch Beeinflussung aller individuellen, sozialen, politischen und wirtschaftlichen Determinanten für Gesundheit zu verbessern" (Franzkowiak zitiert nach der WHO 2006, S.17).

Die Gesundheitsförderung legt ihren Fokus auf gesundheitliche und soziale Ungleichheiten und die Herstellung von gesundheitlicher Chancengleichheit und Gerechtigkeit. Durch diese Basisorientierung, steht dieses Programm der Ethik und der Sozialen Arbeit sehr nahe (vgl. Franzkowiak 2006, S.18). Der Kern von Gesundheitsförderung liegt in der Analyse und Stärkung von Gesundheitsressourcen, gesundheitlichen Potenzialen von Menschen, ihren Lebenswelten und gesellschaftliche Strukturen. Die Gesundheitsförderung orientiert sich an der salutogenetischen Perspektive.

Zwei wesentliche Ziele beziehungsweise Handlungsschwerpunkte werden von der Gesundheitsförderung verfolgt:

- Risiken reduzieren
- Ressourcen aufbauen

Die Reduzierung von Risiken erfolgt auf der Verhaltensebene durch die Vermeidung gesundheitsriskanter Lebensweisen und den Verzicht auf ein risikoreiches Bewältigungsverhalten. Auf der Verhältnisebene erfolgt die Risikoreduzierung durch die Verringerung von gesundheitsschädigenden Umwelteinflüssen und den Abbau sozialer Konflikte und Belastungen.

Der Aufbau von Ressourcen erfolgt in der Verhaltensebene durch die Wahl gesundheitsfördernder Lebensweisen, sowie dem Erlernen gesundheitsgerechter Bewältigungsformen. Die Herstellung einer gesunden Lebens- und Arbeitswelt, sowie der Aufbau gesundheitsfördernder Institutionen und sozialer Netzwerke, erfolgt in der Verhältnisebene (vgl. Franzkowiak 2006, S.18).

Der Ansatz der Gesundheitsförderung ist sehr komplex. Darunter zählen die individuelle und soziale Aktivierung, die Stärkung von persönlichen und sozialen Gesundheitskompetenzen sowie strukturelle Eingriffe. Eine systematische Politik soll die Gesundheitsdeterminanten verbessern und die soziale Ungleichheit abbauen (vgl. Franzkowiak 2006, S.18f).

Die Schlüsselkonzepte von Gesundheitsförderung bilden die Kontextsteuerung, die Systemintervention („Setting-Ansatz") und die Salutogenese.

Die strategischen Schlüsselpunkte sind Empowerment und Intersektoralität. Die Ottawa Charta benannte drei wichtige Aktionsstrategien der Gesundheitsförderung: Die Anwaltschaft für Gesundheit, Befähigung und Ermöglichung sowie Vermitteln und Vernetzen.

Weiterhin wurden auch fünf Kern-Handlungsfelder benannt: Entwicklung persönlicher Kompetenzen, Unterstützung gesundheitsbezogener Gemeinschaftsaktionen, Neuorientierung der Gesundheitsdienste und Institutionen, Schaffung gesundheitsfördernder Lebenswelten und Entwicklung einer nachhaltigen, gesundheitsfördernden Gesamtpolitik. Zusammen bilden diese Handlungsfelder einen Mehrebenenansatz der Gesundheitsförderung (vgl. Franzkowiak 2006, S.19).

Krankheitsprävention

Krankheitsprävention ist der historisch ältere Begriff. Die Zielstellung der Prävention ist die Vermeidung des Auftretens von Krankheiten und damit die Verringerung ihrer Verbreitung, sowie die Verminderung ihrer Auswirkung auf die Morbidität und Mortalität der Bevölkerung. Die zentrale Strategie bildet die Zurückdrängung oder Ausschaltung der Auslösefaktoren von Krankheiten. Das Intervenieren besteht hierbei aus dem Verhindern und Abwenden von Ausgangsbedingungen und Risiken für Krankheiten. Die Voraussetzung hierfür ist die Kenntnis pathogenetischer Dynamiken, also die Dynamik der Entstehung von Krankheiten.

Unterschied Gesundheitsförderung und Krankheitsprävention:

	Gesundheitsförderung	Krankheitsprävention
Ziel	Stärkung und Erhaltung der Gesundheit	Vermeidung von (konkreter Krankheit)
Weg	Förderung von Ressourcen	Zurückdrängen von Risiken
Konzepte	salutogenetisch	pathogenetisch
Faktoren	Schutzfaktoren	Risikofaktoren

Tab. 1: Abgrenzung von Prävention und Gesundheitsförderung
(Quelle: Schwarz et al. 2003, S.190)

Gesundheitsförderung und (Krankheits)-Prävention werden oft als Synonyme gebraucht. Für die praktische Tätigkeit ist eine scharfe Abgrenzung oft weder möglich noch notwendig.
In der Praxis ist die bewusste Kombination von Gesundheitsförderung und Prävention sinnvoll. Beide Formen sind in ihren Ansätzen und Strategien sehr unterschiedlich. Auf dem Weg zum gemeinsamen Ziel, der Verbesserung von Gesundheit und gesundheitlicher Chancengleichheit, ergänzen sie sich jedoch (vgl. Franzkowiak 2006, S.21).
In einer Abbildung machte Waller (2002) das Zusammenwirken von Gesundheitsförderung und Prävention deutlich:

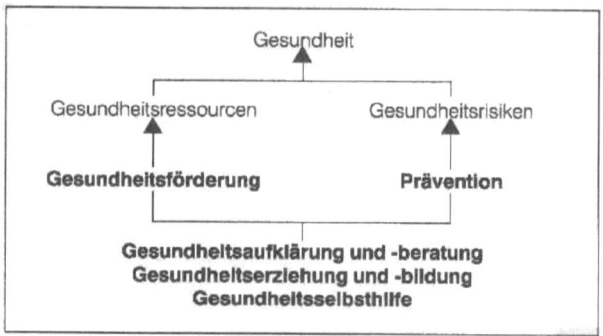

Abb. 3: Gesundheitsförderung und Prävention: Strategien und Methoden
(Quelle: Franzkowiak 2006, S.21)

3. Jugend und Gesundheit

3.1 Lebensphase Jugendalter

Die Jugend ist eine eigenständige Lebensphase. Sie ist durch ein nebeneinander von noch unselbstständigen, kindheitsgemäßen und selbstständigen schon erwachsenengemäßen Handlungsanforderungen charakterisiert. Der entscheidende Schritt in Richtung Erwachsenenstatus ist in der Regel dann vollzogen, wenn die schulischen und im Anschluss die beruflichen Ausbildungsverhältnisse verlassen werden, und der Übertritt in das Berufsleben erfolgt. Im privaten Bereich erfolgen die Ablösung von den Eltern und die Gründung einer eigenen Familie. Auch die Autonomie in den Sektoren Politik, Wirtschaft und Konsum ist ein wichtiger Markierungspunkt. Das Jugendalter lässt sich nicht allein durch biologische und psychologische Kriterien abgrenzen und definieren. Es stellt eher ein gesellschaftlich definiertes Phänomen dar, das auch durch rechtliche und soziale Vorgaben umrahmt und mitbestimmt wird. Weder der Eintritt noch der Austritt aus dem Jugendalter kann also an ein exaktes Zeitfenster gebunden werden (vgl. Berliner Forum Gewaltprävention, S.30).

Der Übergang in das junge Erwachsenenalter ist mit einer Festigung der inneren Entwicklung, mit dem Herausbilden des Selbstkonzeptes und dem Finden der sozialen Identität verbunden und wird oft von Unsicherheitsgefühlen begleitet, die auf ganz unterschiedliche Art bewältigt werden. Leistungsdruck, Gruppendruck, eigene Versagensängste oder einfach Überlastung durch Lernen setzen Jugendliche unter Stress. Auch der Übergang zum Erwachsensein wird als stressreich empfunden und oft mit Problemen auf psychosomatischer Ebene wie Kopfschmerzen, Bauchschmerzen, Ess- und Schlafstörungen begleitet.

3.2 Gesundheitsverhalten Jugendlicher

Das Jugendalter ist ein wichtiges Zeitfenster für Präventionsmaßnahmen, da in dieser Zeit viele gesundheitsbezogene Verhaltensweisen entstehen und sich verfestigen. Dies betrifft zum Beispiel den Konsum von Alkohol, das Rauchen und die Ernährungsgewohnheiten.

Verlaufsformen des Gesundheitsverhaltens im Jugendalter
Im Jugendalter steigen der Alkohol- und Drogengebrauch sowie ungesunde Ernährungsgewohnheiten, in ihrer Häufigkeit an, und sinken nach der Erreichung des Erwachsenenalters (ca. mit 30 bis 35 Jahren) wieder. Die sportliche Aktivität nimmt im Jugendalter leicht ab und steigt oftmals im Erwachsenenalter auch nicht wieder an (vgl. Hurrelmann et al. 2009, S. 61).

Gesundheitsbezogenes Verhalten als Mittel zur Bewältigung von Entwicklungsaufgaben
Die Entwicklung im Jugendalter ist ein aktiver Prozess, in dem verschiedene Entwicklungsziele übernommen werden. Entwicklungsaufgaben bezeichnen die Schritte auf dem Weg zum erwachsen werden. Dazu zählen vor allem Unabhängigkeit, der Aufbau von Peer-Beziehungen, die Auseinandersetzung mit der körperlichen Entwicklung und die Identitätsentwicklung (vgl. Hurrelmann, 2009, S.62).
Diese Entwicklungsaufgaben sind nicht leicht zu bewältigen. Gründe dafür sind ungünstige gesellschaftliche Rahmenbedingungen (zu wenig Ausbildungs- bzw. Arbeitsplätze), die angewachsene Spanne zwischen der biologischen Reife und dem Erreichen des Erwachsenenstatus und die unklare Definition des Erwachsenenstatus. Durch die Vorverlagerung der Pubertät und der gleichzeitigen Verlängerung der schulischen und beruflichen Ausbildung, wird eine soziale und wirtschaftliche Selbstständigkeit später erreicht.
Bestimmte Gesundheitsbezogene Verhaltensweisen sind weit verbreitet, da diese, Teil der Entwicklungsaufgaben sind, oder zur Lösung dieser dienen sollen. Bei Jugendlichen ist ein höherer legaler Substanzkonsum zu verzeichnen, da sie damit Ansehen in der Peer-Group und Zugehörigkeitsgefühl erlangen wollen. Gesundheitsbezogene Verhaltensweisen, die missbilligt oder verboten sind, werden genutzt um

sich von den Eltern zu distanzieren. Die Jugend ist die Zeit des Sich Ausprobierens. Deswegen wird häufig mit legalen und illegalen Substanzen experimentiert. Einige risikoreiche gesundheitsbezogenen Verhaltensweisen (z.B. Alkoholkonsum, Zigarettenkonsum, sexuelle Aktivität) werden ausgeübt, um die Privilegien Erwachsener einzufordern, die den Jugendlichen aufgrund ihres Alters noch nicht gewährt werden (vgl. Hurrelmann et al. 2009, S.62f.).

Kompetenzdefizite (z.B. Probleme bei der Impulskontrolle) führen im Jugendalter, mit den steigenden Entwicklungsanforderungen, zunehmend zu Misserfolgserlebnissen. Sie erfahren häufig die Ablehnung von sozial angepassten Gleichaltrigen und schließen sich deshalb anderen delinquenten Jugendlichen an. Diese üben dann oftmals ein gemeinsames normabweichendes Verhalten aus, um Anerkennung zu bekommen. Vor allem der Konsum von psychotropen Substanzen wird als Mittel zur Erlangung von sozialem Status und Selbstachtung benutzt (vgl. Hurrelmann et al. 2009, S. 63).

Einflussfaktoren auf das Gesundheitsverhalten
Es gibt wesentliche Unterschiede im Gesundheitsverhalten von Jugendlichen und jungen Erwachsenen. Fast alle Jugendlichen machen Erfahrungen mit Alkohol und Drogen, aber nur von einem Teil der jungen Menschen, werden die Drogen missbräuchlich konsumiert. Diese Unterschiede werden durch ein positives Gesundheitsverhalten sowie Risiko- und Schutzfaktoren, erklärt (vgl. Hurrelmann et al. 2009, S. 63).

Zu den Einflussfaktoren gehören:

- Gesundheitsbezogene Einstellungen und Intentionen
Eine positive Einstellung zu gesundheitsbezogenen Verhaltensweisen und eine hohe Bereitschaft sie auszuführen, ist ein wichtiger Prädikator des Verhaltens. Für Jugendliche sind unmittelbare Konsequenzen wichtiger als längerfristige. Weiterhin ist der Nutzen des Verhaltens für die Bewältigung subjektiv bedeutsamer Entwicklungsaufgaben sehr einflussreich. Jugendliche, die bereits Problemverhalten zeigen, haben es offensichtlich schwerer, die Konsequenzen ihres Verhaltens abzuschätzen (vgl. Hurrelmann et al. 2009, S.64).

- Allgemeine Persönlichkeitsfaktoren

Probleme mit der Selbststeuerung, eine hohe Erregungssuche und eine mangelhafte Impulskontrolle begünstigt riskantes Gesundheitsverhalten. Oft fehlen Jugendlichen mit diesen Problemen, Ressourcen für die Bewältigung ihrer täglichen Aufgaben (Soziale Kompetenz, Problemlösefähigkeiten). Ein hoher Selbstwert, positive Zukunftserwartungen, Selbstsicherheit und allgemeine Soziale Kompetenzen gehen dagegen mit einem positiven Gesundheitsverhalten einher (vgl. Hurrelmann et al. 2009, S.64).

- Familienvariablen

Elterliche Vorgaben und das allgemeine familiäre Klima beeinflussen das Gesundheitsverhalten der Jugendlichen und jungen Erwachsenen (vgl. Hurrelmann et al. 2009, S.64).

- Einflüsse Peer-Group

Auch das gesundheitsbezogene Verhalten der Peer-Group (Ernährungsweise, Konsumverhalten) wirkt sich auf das Gesundheitsverhalten von Jugendlichen aus (vgl. Hurrelmann et al. 2009, S.64).

- Breiteres Soziales Umfeld

Bei diesem Faktor spielt die Zugänglichkeit von Substanzen eine Rolle, aber auch das Vorhandensein von positiven oder negativen Rollenmodellen ist relevant (vgl. Hurrelmann et al. 2009, S.64).

4. Einfluss des Sozialen Status auf die Gesundheit

4.1 Lernbehinderung und Sozialer Status

Lernbehinderung ist keine eindeutig messbare Größe. Die Aufnahme in die Schule für Lernbehinderte erfolgt im Allgemeinen nach den Kriterien der Schulleistung und Intelligenz. Grünke definiert Lernbehinderung folgendermaßen: „Eine Lernbehinderung liegt dann vor, wenn schwerwiegende, anhaltende und umfängliche Defizite bei der Bewältigung von intellektuellen Leistungsanforderungen festgestellt werden" (Cloerkes zitiert nach Grünke, 2007, S. 95). Die Betroffenen bleiben oftmals hinter den Anforderungen des jeweiligen Bildungssystems zurück. Diese Rückstände betreffen meist zwei bis drei Schuljahre und mehrere Unterrichtsfächer. Der Zusammenhang ist dabei mit Defiziten der allgemeinen kognitiven Leistungsfähigkeit zu sehen. Lernbehinderte Menschen lernen langsamer, weniger und vergessen schneller. Sie haben Probleme beim abstrakten Lernen und das Übertragen von gelernten Inhalten auf neue Situationen fällt ihnen oft sehr schwer. Eine schlechtere Sprachleistung, eine weniger gegliederte Wahrnehmungs- und Vorstellungsfähigkeit und erhöhte Ablenkbarkeit sowie ein Mangel an Sozialer Kompetenz und die Neigung zu extremen Verhaltensäußerungen, sind häufige Begleitmerkmale einer Lernbehinderung (vgl. Nestler und Goldbeck, 2009). Auffällig ist, dass ca. 90% der Sonderschüler der sozialen Unterschicht entstammen. Dies heißt jedoch nicht, dass fast alle Unterschichtkinder in Lernbehindertenschulen zu finden sind. Lernbehinderte Schüler leben auffällig oft in großen, kinderreichen Familien, in beengten Wohnverhältnissen und in schlechten Wohngegenden. Die familiäre Sozialisation steht dabei bei vielen Familien im Gegensatz zu den schulischen Sozialisationszielen, d.h. eine mangelnde Zukunftsorientierung, Normenrigidität (starre Regeln ohne Begründung) und ein restringierter Sprachcode, beispielsweise die Verwendung von kurzen, grammatisch einfachen Sätze (vgl. Cloerkes, 2007, S.95 ff.).

In einer Studie analysierte Wocken die soziale Lage von Schülern mit Lernbehinderung. Klein führte eine vergleichbare Studie durch. Die Studien belegten, dass es einen nachweisbaren Zusammenhang zwischen sozioökonomischen Bedingungen und Behinderung gibt. Wocken fasste zusammen, dass die Schule für Lernbehinderte eine Schule für Benachteiligte ist und auch bleiben wird (vgl. Cloerkes 2007, S.95). Lernschwierigkeiten ergeben sich häufig durch erschwerte Lebenssituationen. Gerade in der bundesdeutschen Gesellschaft entscheidet die Soziale Herkunft in erheblichem Maße mit über den Bildungsweg. Soziale Benachteiligung und die Lebenslage Armut trägt also auch zur Entstehung von Lernschwierigkeiten bei (vgl. Heimlich 2009, S.66f). Weiss beschreibt, dass soziale Benachteiligung bei Kindern und Jugendlichen dann vorliegt, „…wenn…ihre Handlungs- und Entfaltungsspielräume in wesentlichen Bereichen der Daseinsgestaltung und Entwicklung (…) im Vergleich zur Mehrheit ihrer Altersgruppe deutlich eingeschränkt sind" (Heimlich zitiert nach Weiss 2009, S.67).

4.2 Gesundheit und Sozialer Status

Gesundheit und Krankheit sind, je nach sozialem Status, ungleich verteilt. Es existieren erhebliche Unterschiede in den Möglichkeiten der Lebensführung. Die Soziologie teilt die Gesellschaft in drei verschiedene Soziale Schichten ein: Unterschicht, Mittelschicht und Oberschicht. Dafür werden die Kriterien Einkommen, Bildung und berufliche Position herangezogen (vgl. Mathe 2003, S.105). Aus der Schichtzugehörigkeit ergibt sich der Soziale Status (hoch bzw. niedrig).
Soziale Ungleichheit existiert auch im Thema Gesundheit. Bildung ist z.B. ein wesentliches Kriterium für das gesundheitliche Wohlergehen und beeinflusst erheblich die Persönlichkeitsentwicklung sowie den zukünftigen Sozialen Status und die Kompetenzen der Lebensführung. Von Armut und Niedrigeinkommen sind vor allem Menschen mit niedrigen Bildungs- oder Ausbildungsgrad betroffen.
Das Robert koch Institut führte eine aussagefähige Analyse zum Thema „Armut, soziale Ungleichheit und Gesundheit" durch. Aus ihr ging hervor, dass von 1998 bis 2008 der Anteil der Personen, die in Armut leben oder davon bedroht sind von 11% auf 14% gestiegen ist. Zwei Entwicklungstendenzen waren besonders auffällig:

1) Das Armutsrisiko in den Bevölkerungsgruppen, die ohnehin besonders gefährdet sind, (Langzeitarbeitslose und Personen mit niedriger beruflicher Qualifikation) sind angestiegen.

2) Die soziale Entgrenzung der der Armut, die bis weit in die ehemals gut gesicherte gesellschaftliche Mittelschicht hineinreicht (vgl. Grabka, Frick 2010).

Forschungsergebnisse zeigen, dass viele Erkrankungen, Gesundheitsbeschwerden und Risikofaktoren bei Personen, die in Armut leben, vermehrt vorkommen. Der allgemeine Gesundheitszustand und die gesundheitsbezogene Lebensqualität ist außerdem insgesamt schlechter (vgl. GBE kompakt 2010, S.1).

Laut BMAS (2008) ist dann von einem Armutsrisiko auszugehen, wenn die Personen in Haushalten über ein Netto-Äquivalenzeinkommen verfügen, das weniger als 60% des Mittelwertes aller Haushalte beträgt.

Das Netto-Äquivalenzeinkommen beschreibt, das nach Größe und Zusammensetzung des Haushaltes bedarfsgewichtete Haushaltseinkommen.

Es werden insgesamt 5 Einkommensgruppen unterschieden:

→ weniger als 60% des mittleren Netto-Äquivalenzeinkommen
   (=Armutsrisikogruppe)
→ 60% bis weniger als 80% des mittleren Netto-Äquivalenzeinkommen
→ 80% bis weniger als 100% des mittleren Netto-Äquivalenzeinkommen
→ 100& bis weniger als 150% des mittleren Netto-Äquivalenzeinkommen
→ 150% und mehr des mittleren Netto-Äquivalenzeinkommen
(vgl. Grabka und Krause 2005)

Es lässt sich nun, unter Einbeziehung und Analysen der bestehenden Daten, ein Zusammenhang zwischen Einkommen und Lebenserwartung beobachten. Dies wird die folgende Tabelle deutlich machen.

Einkommen	Frauen		Männer	
	Bei Geburt	Ab 65 Jahre	Bei Geburt	Ab 65 Jahre
<60%	76,9	16,2	70,1	12,3
60 - <80%	81,9	19,8	73,4	14,4
80 - <100%	82,0	19,9	75,2	15,6
100 - < 150%	84,4	21,8	77,2	17,0
≥ 150%	85,3	22,5	80,9	19,7
Gesamt	81,3	19,3	75,3	15,7

Tab. 2: Lebenserwartung bei Geburt und ab einem Alter von 65 Jahren nach Einkommen (Angaben in Jahren)
Datenbasis: SOEP und Periodensterbetafeln 1995-2005
(Quelle: GBE Kompakt 2010, S.2)

„Die mittlere Lebenserwartung bei Geburt liegt bei Frauen aus der Armutsrisikogruppe rund acht Jahre unter der von Frauen aus der hohen Einkommensgruppe. Bei Männern beträgt die Differenz sogar elf Jahre" (GBE kompakt 2010, S.2). Auch ab einem Alter von 65 Jahren zeigen sich die Unterschiede in der Lebenserwartung, abhängig vom Einkommen.

4.3 Sozialer Status und Gesundheitsverhalten

Durch verschiedene Studien ist belegt worden, dass Menschen mit niedrigem Einkommen, öfter an chronischen Krankheiten leiden (besonders Herz- Kreislauf Probleme, chronische Leberererkrankungen und Diabetes mellitus). Dies beeinflusst natürlich auch die Menschen in ihrer Funktionalität, was den Alltag betrifft. Chronische Erkrankungen und Gesundheitsprobleme können auf Risikofaktoren zurückgeführt werden, die mit dem Gesundheitsverhalten im Zusammenhang stehen (Rauchen, Adipositas, Bewegungsmangel). Es gibt deutliche soziale Unterschiede in der Verbreitung dieser Risikofaktoren. Armut spiegelt sich also auch in dem Gesundheitsverhalten wider. Personen, die einem Armutsrisiko ausgesetzt sind ernähren sich z.B. im Wesentlichen ungesünder, rauchen mehr und bewegen sich weniger.

Auch dies soll noch einmal anhand einer Tabelle veranschaulicht werden:

Einkommen	Tabakkonsum	Sportliche Inaktivität	Adipositas
Frauen	OR (95%-KI)	OR (95%-KI)	OR (95%-KI)
<60%	1,30 (1,10 – 1,53)	2,44 (1,09 – 2,84)	3,25 (2,58 – 4,09)
60 - < 150%	1,21 (1,05 – 1,40)	1,54 (1,34 – 1,76)	1,83 (1,47 – 2,27)
≥ 150%	Ref.	Ref.	Ref.
Männer			
<60%	1,35 (1,17 – 1,57)	2,20 (1,89 – 2,55)	1,55 (1,28 – 1,89)
60 - < 150%	1,14 (1,02 – 1,28)	1,54 (1,37 – 1,73)	1,41 (1,22 – 1,69)
≥ 150%	Ref.	Ref.	Ref.

Tab. 3: Risiko für Tabakkonsum, sportliche Inaktivität und Adipositas in der niedrigen und mittleren im Verhältnis zur hohen Einkommensgruppe bei 18-jährigen und älteren Frauen und Männern (altersadjustierte Odds Ratios mit 95%-Konfidenzintervallen) Datenbasis: GEDA 2009
(Quelle: GBE kompakt 2010, S.5)

Die Tabelle zeigt, dass 18-jährige und ältere Frauen und Männer aus der niedrigen Einkommensgruppe circa 1,3- mal häufiger rauchen, als Gleichaltrige aus der hohen Einkommensgruppe. Dass die Frauen und Männer aus der Gruppe mit den niedrigen Einkommen in den letzten Monaten keinen Sport getrieben haben, gaben mehr als 2- Mal so viele, als in der hohen Einkommensgruppe, an. Geschlechtsunterschiede zeigen sich in der Begutachtung des Adipositasrisikos: Während bei Frauen aus der niedrigen Einkommensgruppe das Risiko für Adipositas über 3-mal so hoch ist, als bei Frauen aus der hohen Einkommensgruppe, ist es bei Männern aus der niedrigen Einkommensgruppe, im Vergleich zu denen, aus der hohen Einkommensgruppe, nur um den Faktor 1,55 erhöht (vgl. GBE kompakt 2010, S.4).

Die Antwort auf die soziale Ungleichheit und, die sich daraus ergebende Ungleichheit von Gesundheit, muss also der Ausbau von Prävention in Kombination mit gesundheitsfördernden Maßnahmen sein (vgl. Mathe 2003, S.121).

Dies wird auch, wie die nachfolgenden Ausführungen zeigen werden, in unserer Einrichtung umgesetzt.

5. Gesundheitsbezogene Maßnahmen im BLH

Unserer Verantwortung in der Begleitung der Jugendlichen und jungen Erwachsenen sind wir uns, gerade im Punkt Gesundheit, bewusst. Deswegen tun wir regelmäßig etwas in Hinsicht Prävention und Gesundheitsförderung, um Erfolge im gesundheitsbewussten Verhalten unserer Teilnehmer zu erzielen.

Neben der Achtung auf körperliche Hygienemaßnahmen legt unsere Einrichtung sehr viel Wert auf eine möglichst vollwertige Ernährung, ausreichend Bewegung, Entspannung und Schlaf.

5.1 Gesundheitsberatung in Gruppenstunden

Gruppenstunden werden 14-tägig in jeder Gruppe durch den zuständigen Erzieher durchgeführt. Bei der Wahl der Themen werden die Jugendlichen mit einbezogen, ihre Wünsche und Probleme sowie aktuelle Fragen berücksichtigt.

Die Gruppenstunden werden unter anderem dazu genutzt, mit den Jugendlichen über den Schutz ihrer Gesundheit zu reden und ihnen beratend zur Seite zu stehen. Hierbei wird den Teilnehmern Wissen über gesundheitsfördernde Faktoren vermittelt. Bei der Umsetzung einer Veränderung (z.B. in ihrer Ernährung) werden sie unterstützt, da eine alleinige Bereitstellung von Informationen oft nicht ausreicht, um eine Verhaltensänderung zu erreichen. In der Fördervereinbarung wird dann beispielsweise, zusammen mit dem betreffenden Teilnehmern, festgehalten, dass Gewicht zu reduzieren, um Folgekrankheiten und Beeinträchtigungen abzuwenden. Die Teilnehmer kommen dann auf eigenen Wunsch zur regelmäßigen Gewichtskontrolle, um den Prozess ihrer Gewichtsabnahme zu dokumentieren und zu beobachten. In Einzelgesprächen werden die Jugendlichen in ihrem Vorhaben immer wieder motiviert und über gesunde Ernährung und die Nutzung von Sportangeboten beraten.

Durch die Aufklärung sollen die Jugendlichen für gesundheitliche Gefährdungen sensibilisiert werden. Dazu gehören z.B. die Beratung zu gesunder Ernährung und sportlicher Aktivität. Im Rahmen von Präventionsveranstaltungen nutzen wir unterschiedliche Maßnahmen, um die Entstehung von abhängigen Verhalten möglichst frühzeitig einzudämmen. Dazu gehören altersgemäße Informationen zu legalen und illegalen Substanzen, die Auseinandersetzung über die Ursachen und Folgen von Suchtmittelkonsum, das Nahebringen von Hilfeangeboten vor Ort und die Stärkung der Persönlichkeit.

5.2 Entspannung

Mithilfe von Entspannungstechniken kann es gelingen, Stress zu lindern. Entspannungsübungen helfen, zur Ruhe zu kommen und für eine bestimmte Zeit abzuschalten. Erlernen Jugendliche Entspannungstechniken, wird ihnen die Möglichkeit gegeben, ihre Reserven aufzutanken. Die Entspannungsmethode wird so lange eingeübt, bis der Betroffene sich willentlich entspannen kann. Gerät er unter Stress, wendet er die erlernte Methode an. Das körperliche Umschalten von Stress, Unruhe und Leistung auf Erholung soll willentlich beeinflusst werden können.

Für die körperliche Gesundheit und psychische Ausgeglichenheit ist es wichtig, dass im Alltag Unruhe und Anspannung nicht zum Dauerzustand werden, da sonst mit der Zeit Schädigungen wie Schlafstörungen, Bluthochdruck und Verdauungsbeschwerden auftreten können.

Unser Entspannungskurs im Internat wird einmal in der Woche durch unsere Psychologin durchgeführt. Dort lernen die Jugendlichen die Progressive Muskelrelaxation (PMR) anzuwenden. In den Übungen wird aktiv und körperbezogen vorgegangen. Eine Muskelgruppe nach der anderen wird systematisch angespannt und wieder gelockert. Dies soll helfen Ruhe und Ausgeglichenheit zu erlangen. Die PMR hat Auswirkungen auf Körper, Geist und Seele. Der Körper wird positiv beeinflusst, in dem sich, durch die Übungen, die Anspannung der Skelettmuskulatur reduziert, die Atmung flach und gleichmäßig wird und der Blutdruck sowie der Puls sinkt. Die Entspannungsübungen wirken sich außerdem positiv auf die Konzentrationsfähigkeit der Teilnehmer aus, und ihr Aktivitätsniveau sinkt. Weiterhin werden durch die PMR angenehme Empfindungen intensiviert und unangenehme Gefühle reduziert. Dies beeinflusst positiv das seelische Wohlbefinden der Jugendlichen.

5.3 Freizeit- und Gesundheitssport

Unsere Teilnehmer haben die Möglichkeit im Freien, in der Sporthalle oder im Gesundheitssportzentrum Sport zu treiben. Wir schaffen damit einen Ausgleich zum Alltag und einen Beitrag für die Gesundheit unserer Teilnehmer (vgl. QLB Internat 2010, S.20).

Der Gesundheitssport soll die Gesundheit, die Lebensqualität, die Mobilität und Leistungsfähigkeit der Teilnehmer verbessern. Sie sollen eigene Potentiale entdecken und ihre eigenen Fähigkeiten realistisch einschätzen lernen. Im Gesundheitssport wird neben Ergometergeräten mit Formen der extensiven und intensiven Intervallmethode und ausgewählten Fitness- und Kleingeräten gearbeitet. Anleitungen, Kontrolle und Hinweise wird während des Gesundheitssport von einem Diplomsportlehrer erteilt, der auch die notwendigen Zusatzqualifikationen besitzt (vgl. QLB Internat 2010, S.20).
Die zentrale Zielstellung des Gesundheitssportes ist, die Gesundheit der Jugendlichen physisch und psychosozial zu fördern, zu erhalten und wiederherzustellen.

Reiten als Gesundheitssport soll sich positiv auf die Bewegungsbildung der Jugendlichen auswirken. Der zentrale Ansatzpunkt bilden Gesundheitsübungen für das Haltungs- und Bewegungssystem. Beim Reiten werden Muskulatur, Gleichgewichtssinn und das gesamte Wahrnehmungsvermögen gefordert und gefördert.

Im BLH wird auch therapeutisches Reiten für unsere Teilnehmer angeboten. Dies soll die Wahrnehmung, das Lernen, Befinden, Verhalten und die Motorik unserer Jugendlichen positiv beeinflussen. Weiterhin dient das therapeutische Reiten der Entwicklung von sozialen Kompetenzen und einer sinnvollen Freizeitgestaltung. Stress soll abgebaut werden und Kraft für die Herausforderungen des Ausbildungsalltages freigesetzt werden. Es werden Einzel- beziehungsweise Gruppentrainings, mit vier bis sechs Teilnehmern, angeboten (vgl. QLB Internat 2010, S.20).

6. Projekt Gesundheitstag als Instrument der Gesundheitsförderung und zur Unterstützung der allgemeinen Maßnahmen

Jedes Jahr finden am Bildungszentrum für Land- und Hauswirtschaft verschiedene Höhepunkte statt. Einer von ihnen ist der Gesundheitstag. An diesem Tag dreht sich alles um die Gesundheit und die Gesunderhaltung des Körpers. Da Gesundheit ein weitgefächerter Bereich ist, wird sich jedes Jahr auf ein spezifisches Thema konzentriert.

6.1 Hintergrund und Ziele

Der Gesundheitstag am BLH ist eine Präventionsveranstaltung. Bis zur endgültigen Durchführung ist es natürlich ein langer Weg, in dem es viel Vorbereitung und Organisation bedarf. Gestaltet wird der Gesundheitstag in Zusammenarbeit mit der Ausbildung, dem Internat und externen Partnern der Einrichtung (Krankenkasse, Gesundheitsamt, Berufsgenossenschaft). Jeder leistet seinen Teil, um den Teilnehmern einen informationsreichen und aktivitätsreichen Tag zu bieten, in dem sie viel über die Erhaltung ihrer Gesundheit lernen und erfahren können. Der Gesundheitstag wird auf dem Gelände unserer Ausbildungsstätte in Goddula durchgeführt.

Auf diesem weitreichenden Gelände wird unseren Jugendlichen eine facettenreiche Zusammenstellung von Informationsständen, Mitmachaktionen, Workshops, spielerischen Quizaktionen, Beratungen, Projekten und Aktionsständen geboten. Die Themenpalette orientiert sich an den Anforderungen einer Gesundheitsförderung für Jugendliche und junge Erwachsene. Der Ansatz ist umfassend und lebensweltorientiert. Die Teilnehmer sollen sich mit Fragen auseinandersetzen, die an den Entwicklungsaufgaben von Jugendlichen orientiert sind, Weiterhin steht die Förderung eines positiven Gesundheitsbegriffs im Vordergrund.

Jugendliche sind in der Regel schwer zu motivieren, Angebote der Gesundheitsförderung wahrzunehmen. Besonders Jugendliche aus sozialen Problemlagen und mit niedrigem Bildungsniveau sind schwer zu erreichen. Der Gesundheitstag im Bildungszentrum für Land- und Hauswirtschaft Bad Dürrenberg hat einen ungezwungenen, messe- und eventähnlichen Charakter. Die Jugendlichen haben die Möglichkeit mit anderen Peers auf verschiedene Informationsangebote zuzugehen, die ihren individuellen Fragen und Bedarfslagen entsprechen. Unser Ziel ist es, die Teilnehmer mit verschiedenen Themen von Gesundheit in Kontakt zu bringen und für gesundheitsförderndes Verhalten zu sensibilisieren.

Das Thema des diesjährigen Gesundheitstages ist die gesunde Lebensweise. Schwerpunktmäßig wird dabei auf gesunde Ernährung und die Wirkung von legalen und illegalen Substanzkonsum eingegangen. Die Tendenzen der Jugendlichen zu Übergewicht, zunehmender sportlicher Inaktivität und Konsum von Alkohol, Tabak und anderen Substanzen, veranlasste uns zur Wahl dieser Schwerpunkte.

6.2 Begründung der Themenwahl und Tendenzen

Übergewicht und Adipositas:

„Adipositas ist definiert als eine über das Normalmaß hinausgehende Vermehrung des Körperfetts, das primär dadurch bestimmt wird, dass ein über ein definiertes Maß hinausgehendes Übergewicht vorliegt" (vgl. Hurrelmann et al. 2009, S. 168).

Die Grundlage für die Definition von Übergewichtigkeit und Adipositas ist der Body Mass Index (BMI). Der BMI ist ein Maß für den Fettgehalt und setzt sich aus dem Gewicht in Kilogramm geteilt durch die Körpergröße in Metern zum Quadrat zusammen.

Ab einem BMI von 25 bis 30 spricht man vom Übergewicht. Ab einem BMI von über 30 ist von Adipositas die Rede (vgl. Hurrelmann et al. 2009, S. 168). Adipositas ist eine Krankheit, die mit einem erhöhten Risiko von anderen Krankheiten (Herz-Kreislauf, Stoffwechselerkrankungen) verbunden ist. Weiterhin können folgende Begleiterkrankungen auftreten: Körperliche Beschwerden (Kurzatmigkeit, extremes Schwitzen, Wirbelsäulen- und Gelenkbeschwerden), Bluthochdruck, Diabetes Typ 2 und psychosoziale Probleme z.B. Selbstwertprobleme (vgl. Hurrelmann et al. 2009, S. 169).

Die Entstehungsmechanismen von Adipositas sind noch nicht geklärt- Es wird jedoch davon ausgegangen, dass genetische Dispositionen und exogene Faktoren zusammenwirken. Zu den exogenen Faktoren zählen vor allem lebensweisenbezogene Faktoren, z.B. Bewegungsmangel und übermäßiges Essen.

Zu beobachten ist, dass Sozial Benachteiligte häufiger Übergewicht haben. Übergewicht und Adipositas tritt in Deutschland vermehrt in der unteren Sozialschicht auf. So zeigen die Daten des Telefonischen Gesundheitssurveys 2003, dass Übergewicht und Adipositas bei Männern und Frauen mit Hauptschulabschluss deutlich häufiger sind als bei Personen mit Abitur. Bei Frauen macht sich der Bildungsgradient dabei noch etwas stärker bemerkbar als bei Männern (vgl. GBE Bund 2006).

	Männer		Frauen	
Schulbildung	**Übergewicht**	**Adiositas**	**Übergewicht**	**Adipositas**
Hauptschule	51,7	24,3	40,9	31,4
Mittlere Reife	48,8	16,7	34,2	17,3
Abitur	48,9	11,9	28,1	10,1

Tab. 4: Verbreitung von Übergewicht und Adipositas nach Schulbildung und Geschlecht. (in Prozent).
(Quelle: GBE Bund 2006)

Die Tabelle zeigt, dass es deutliche Unterschiede in Hinblick auf Übergewicht und Adipositas in Zusammenhang mit dem Sozialen Status und der Bildung gibt.

Während nur 11,9% der Männer mit Abitur adipös sind, betrifft es 24,3% der Männer mit Hauptschulabschluss. Bei den Frauen ist der Unterschied noch extremer: 10,1% der Frauen mit Abitur leiden unter Adipositas. Frauen mit Hauptschulabschluss sind jedoch noch dreimal häufiger adipös.

Diese Tendenzen machen deutlich, dass mehr Prävention und Gesundheitsförderung geleistet werden muss, um diesen Entwicklungen entgegenzuwirken. Ansatzpunkte der Prävention der Adipositas sind die Förderung eines angemessenen Bewegungs-, Freizeit- und Ernährungsverhaltens (vgl. Hurrelmann et al. 2009, S. 173).

Substanzkonsum:

Der Konsum von illegalen psychotropen Substanzen nimmt bei Kindern und Jugendlichen, bei sinkendem Einstiegsalter, immer mehr zu. Das Risiko für eine substanzbezogene Störung steigt damit. Der Konsum von legalen psychotropen Substanzen, wie Alkohol und Tabak, spielen für den Einstieg in den Konsum von illegalen Substanzen eine große Rolle. Der Tabakkonsum beginnt durchschnittlich mit 13,5 Jahren, der Alkoholkonsum mit 14 Jahren und der von Cannabis zwischen dem 15. und 16. Lebensjahr. Cannabis ist diejenige Droge, die von Jugendlichen am häufigsten konsumiert wird (etwa 80% der Jugendlichen, die illegale psychotrope Substanzen konsumieren). Mit Ausnahme des Tabakkonsums konsumieren männliche Jugendliche deutlich häufiger, als weibliche Jugendliche psychotrope Substanzen. Auch riskante Konsummuster, wie das sogenannte „binge drinking" oder das „flatrate saufen" zeigen zunehmende Prävalenzen und stellen damit eine bisher weitgehend ungelöste Problematik dar.

Neben geschlechtsspezifischen Unterschieden im legalen und illegalen Substanzkonsum, lassen sich auch soziodemografische Unterschiede feststellen: Hauptschüler rauchen etwa viermal häufiger als Gymnasiasten. Gerade bei Mädchen fördert ein niedriger Sozialer Status den Tabakkonsum. Zu beobachten ist auch, dass in den neuen Bundesländern insgesamt mehr Jungen und Mädchen, als in den alten Bundesländern, rauchen. Substanzkonsum und substanzbezogene Störungen haben im Kindes- und Jugendalter viele Ursachen. Wie bereits beschrieben, müssen in der Lebensphase Jugend viele Entwicklungsaufgaben bewältigt werden. Der Konsum von legalen und illegalen Substanzen wird von den Jugendlichen dann oft zur Lösung dieser herangezogen. Sie wollen Autonomie und einen eigenen Lebensstil demonstrieren, sich von Autoritäten abgrenzen und sich einen hohen Status in der peer-group sichern. Die Adoleszenz ist ohnehin ein Lebensabschnitt, der von viel Experimentierfreudigkeit und Risikobereitschaft gekennzeichnet ist.

Wenn keine psychischen und sozialen Beeinträchtigungen behindern und soziale Netzwerke wirken, wird der Substanzkonsum mit dem Übergang zum Erwachsenalter eingestellt. Bei Jugendlichen, die schon früh Risikofaktoren ausgesetzt waren, besteht die Möglichkeit, dass sie den

Substanzkonsum, mit dem Übergang in das Erwachsenenalter, nicht einstellen.

Diese beschriebenen Tendenzen der Entwicklung des Substanzkonsums von Kindern, Jugendlichen und jungen Erwachsenen, zeigen, dass Maßnahmen der Prävention und Gesundheitsförderung dringend notwendig sind (vgl. insg. dt. Ärzteblatt 2007, S.1 ff).

6.3 Die Arbeit mit den Jugendlichen im Internat an den Projekten für den Gesundheitstag

Wie bereits erwähnt, leisten alle Bereiche des BLH ihren Beitrag für den Gesundheitstag. Auch im Internat wird zusammen mit den Jugendlichen an verschiedenen Projekten, die zum Gesundheitstag durchgeführt werden sollen, gearbeitet. Der Schwerpunkt liegt dabei auf der Mitwirkung der Teilnehmer. Darauf wird in den folgenden Ausführungen genauer eingegangen.

6.3.1 Pädagogischer Hintergrund und Zielstellung

Die Teilnehmer sollen an der Vorbereitung und Organisation des Gesundheitstages mitwirken. Dies sichert zum einen, dass sie sich schon im Vorhinein intensiv mit dem Thema Gesundheit beschäftigen und auseinandersetzen. Zum anderen kann man im Rahmen von Gruppenarbeit bzw. Projektarbeit an anderen Fähigkeiten und Fertigkeiten unserer Teilnehmer arbeiten.

Unser Klientel ist nicht nur von einer Lernbehinderung oder Lernbeeinträchtigung betroffen, sondern sie weisen auch Defizite im Sozialen Bereich auf. Besonders die Soziale Kompetenz ist bei unseren Teilnehmern nur wenig oder gar nicht ausgeprägt. Sie haben persönliche Probleme, interagieren weniger und haben eine schlechtere Anpassung an ihre Interaktionspartner. Menschen mit Lernbehinderung haben oftmals auch vermehrte Wahrnehmungsdefizite, besitzen eine mangelnde Selbstkontrolle und haben Probleme mit der komplexen Emotionserkennung. Das Resultat ist, dass sie häufig auf Ablehnung ihrer Mitmenschen stoßen, nur teilweise oder gar nicht akzeptiert werden und ihre Beziehungen demnach weniger stabil sind. Die Konsequenzen sind

Soziale Kompetenzdefizite. Soziale Kompetenzen sind jedoch der Schlüssel zum beruflichen Erfolg.

„Unter Sozialer Kompetenz verstehen wir die Verfügbarkeit und Anwendung von kognitiven, emotionalen und motorischen Verhaltensweisen, die in bestimmten sozialen Situationen zu einem langfristig günstigen Verhältnis von positiven und negativen Konsequenzen für den Handelnden führen" (Nestler und Goldbeck zitiert nach Hinsch & Pfingsten, 2007, S.5).

Die wichtigste Voraussetzung um Sozialkompetenz, aber auch Fach- und Methodenkompetenz ausbilden zu können ist die Personale Kompetenz. Diese beinhaltet Selbstwahrnehmung, Selbstverantwortung, Selbstbewusstsein, Eigeninitiative, Flexibilität und Durchhaltevermögen.

Unsere Teilnehmer haben häufig Probleme eigene Fähigkeiten zu erkennen und gezielt einzusetzen, sich mit eigenen Werten und Motiven zu identifizieren, eigene Schwächen zu erkennen um sie zu akzeptieren oder zu reduzieren und mit eigenen Energien zu haushalten. Doch erst die Wahrnehmung eigener Stärken und Schwächen beziehungsweise Fähigkeiten und Defiziten ermöglicht den Aufbau und den Einsatz kompetenter Verhaltensmuster („Skills") in sozialen Situationen. Beispiele für solche Skills ist die Fähigkeit Nein zu sagen, Wünsche und Forderungen zu formulieren, Kontakte zu knüpfen und Gefühle zu äußern. Unseren Jugendlichen fällt es oft schwer solche Verhaltensmuster in den entsprechenden Situationen zu verwirklichen. Häufig nehmen sie soziale Situationen als Bedrohung wahr, unterschätzen ihre eigenen Bewältigungsmöglichkeiten, konzentrieren sich auf ihre „scheinbare Unfähigkeit" und nehmen Misserfolge vorweg und führen dies auf ihre eigene Unzulänglichkeit zurück. Dies wirkt sich natürlich negativ auf ihren Gefühlsbereich aus und verhindert somit den Einsatz von sozialen Fähigkeiten. Viele unserer Teilnehmer haben ein vermindertes Selbstwertgefühl. Schon durch ihre Lernbehinderung erlebten sie Misserfolge in der Schule und stießen möglicherweise ständig auf Kritik und Ablehnung. Die Konsequenz ist ein negatives Selbstbild, sie geben schnell auf und können sich nur schwer motivieren.

Auch der Bereich der Methodenkompetenz, welche die Planungs- und Organisationsfähigkeit sowie die Lern- und Problemlösefähigkeit beinhaltet, ist bei unseren Jugendlichen zum Teil nur schwach ausgebildet. Doch all diese Schlüsselqualifikationen sind unerlässlich für eine eigenständige

Lebensführung und beruflichen Erfolg. In unserer Arbeit ist es daher wichtig zielgerichtet auf die Erlangung der notwendigen Kompetenzen hinzuarbeiten (vgl. insg. Zilm 2010, S.12 ff).

6.3.2 Vorstellung der Projekte

Über ein Brainstorming in verschiedenen Gruppenstunden zu dem Thema Gesundheitsförderung ergaben sich Projektthemen, die von besonderem Interesse bei unseren Jugendlichen sind, an denen sie gern weiterarbeiten und damit einen Beitrag zum Gesundheitstag leisten möchten.

Favorisierte Themen waren: Gesunde Ernährung mit geringem Budget, Übergewicht, die Wirkung von Alkohol und Abhängigkeit, Rauchen und die Folgen.

Da die Beschreibung aller ausgewählten Projekte den Rahmen dieser Arbeit sprengen würde, werde ich lediglich zwei Projekte vorstellen, die zum Gesundheitstag im BLH durchgeführt werden.

Die Projektmethode unterstützt entdeckendes Lernen und die eigene Aktivität unserer Teilnehmer. Gelerntes wird somit auch länger behalten. Durch die Gruppenarbeit wird auch eine Förderung der sozialen Kompetenzen möglich.

Die Projekte werden jeweils von einem Projektbegleiter (Erzieher, Betreuer, FSJ oder Student) betreut, der nur eingreift, wenn Hilfe benötigt wird. An jedem Projekt wird mit jeweils ca. 10 bis 12 Jugendlichen gearbeitet. Die Einteilung der Projektgruppen ist den Jugendlichen selbst überlassen. Das jeweilige Projekt soll in den kommenden sechs bis acht Wochen stattfinden. Die Projektgruppen treffen sich zweimal wöchentlich, um sich zu beraten, auszutauschen, Aufgaben einzuteilen und ihre bisherige Arbeit zu reflektieren.

Projekt 1: Gesunde Ernährung mit geringem Budget

Menschen aus sozial schwachen Schichten wissen oft nicht, wie man sich gesund ernährt. Welche Lebensmittel beispielsweise sehr kalorienreich oder ungesund sind. Natürlich ist es bei begrenzten finanziellen Möglichkeiten schwieriger, sich gesund zu ernähren. Besonders für die Menschen, die am Existenzminimum leben. Studien haben aber auch gezeigt, dass die knappen finanziellen Mittel oft ungünstig eingesetzt werden. Das wenige Geld wird dann eher für Süßigkeiten als für Obst und Gemüse ausgegeben.

Gesunde Ernährung ist die optimale Ernährungsweise. Eine Ernährungsweise, die dem Organismus das gibt, was er braucht und was er erwartet. Falsche Ernährung erhöht das Risiko für zahlreiche Krankheiten. Von der Auswahl und der Qualität der Nahrungsmittel hängt die ausreichende Versorgung des Körpers mit allen wichtigen Stoffen ab.

Projektinitiative

Die Projektidee wurde selbst eingebracht. Die Jugendlichen äußerten Assoziationen, Bedürfnisse und Betätigungswünsche. Im Rahmen dieses Schwerpunktes werden sie aktiv und setzen sich mit Ideen auseinander.

Projektskizze

Die Projektskizze ist kein ausgefeilter Projektplan. Die Jugendlichen entwickelten gemeinsam ihr Betätigungsgebiet.

Aus den gemeinsamen Überlegungen entwickelten sich vorerst folgende Stichworte:
Das Thema des Projekts soll „Gesunde Ernährung mit geringem Budget" sein. In sechs bis acht Wochen soll ihre Arbeit an diesem Projekt abgeschlossen sein. Bis dahin setzen sie sich die Teilnehmer mit folgenden Fragen auseinander: Was gehört zu einer gesunden Ernährung? Wo kann ich preisgünstig gute Produkte erwerben? Wo finden wir Rezepte, nach denen wir eine gesunde Mahlzeit zubereiten können? Welches Angebot an Lebensmitteln steht uns im Internat zur Verfügung?

Projektplan

Der Projektplan den die Jugendlichen mit Unterstützung des Projektbegleiters erstellen, beschreibt den Weg zum Ziel. Um das Projekt überhaupt durchführen zu können, müssen natürlich einige äußere

Bedingungen gewährleistet sein. Diese äußeren Bedingungen bilden in diesem Fall Raum, Zeit und Geld.

Zur Nutzung stehen den Teilnehmern die Bibliothek, das Internet, die Küche, die Supermärkte und Bioläden im Ort und Marktstände von Bauern aus der Region, bereit. Das Geld wird von der Einrichtung bereitgestellt. In der zeitlichen Planung wird von sechs bis acht Wochen ausgegangen. Die Teilnehmer sollen nun ein realisierbares Vorhaben entwickeln. Dazu müssen sie sich klare Vorstellungen vom möglichen Endpunkt machen, äußern, was sie im Einzelnen tun möchten, Ablaufpläne entwerfen und die Aufgaben sinnvoll untereinander verteilen. Wichtig ist das Herausarbeiten des Betätigungsplanes, d.h. wer übernimmt wann und wo, welche Aufgaben.

- Arbeitsgruppe 1:

Diese Arbeitsgruppe widmet sich folgenden Aufgaben: Sie informieren sich darüber, was zu einer gesunden Ernährung gehört und welche Auswirkungen dies auf den Körper hat. Diese Informationen werden zum Gesundheitstag in Form einer Präsentation, für die Besucher, bereitgestellt.

- Arbeitsgruppe 2:

Die zweite Arbeitsgruppe informiert sich darüber, wo man preisgünstig gute Produkte erwerben kann. Zu ihren Aufgaben gehört weiterhin die Zusammenstellung der Einkaufsmöglichkeiten und Preislisten. Dies wird ebenfalls für Gesundheitstag zur Präsentation bereitgestellt.

- Arbeitsgruppe 3:

Diese Arbeitsgruppe sucht nach Rezepten für eine preisgünstige und gesunde Ernährung. Schließlich kopieren sie diese Rezepte und stellen diese zum Gesundheitstag aus. Außerdem werden sie die nötigen Lebensmittel für eine ausgewählte gesunde Mahlzeit einkaufen.

- Arbeitsgruppe 4:

Die vierte Arbeitsgruppe bereitet schließlich die eingekauften Lebensmittel zu und bietet die fertige Mahlzeit den Besuchern des Gesundheitstages an.

Projektdurchführung

Die Projektdurchführung ist das Kernstück und nimmt in der Regel zeitlich den Hauptteil des Projektes ein. Die Projektteilnehmer setzen Plan um, beschäftigen sich vertiefend mit ihrem Teilgebiet und fügen recherchiertes zusammen. Grundsätzlich kann jede Form von Tätigkeit vorkommen: Einzeltätigkeit, Tätigkeit in größeren und kleineren Gruppen, Arbeitsteilung ist üblich, steuernde, kontrollierende, zuliefernde, ausführende Tätigkeiten sind möglich. Wichtig in Projekten ist, dass in der Gruppe weitgehend selbstständig gearbeitet wird. Günstig im Projekt ist die Nutzung von Fixpunkten nach größeren Arbeitsschritten zu den Zwecken des gegenseitigen Informierens über die letzten Tätigkeiten und des Anfertigens von Notizen zu der letzten Phase und von Anregungen für die nächsten Schritte. Weiterhin sollen die folgenden Schritte der Organisation diskutiert werden und Absprachen zum weiteren Vorgehen getroffen werden. Der Stand des Gesamtvorhabens sollte ebenfalls zusammengefasst werden. Solche Fixpunkte können im Vorfeld festgemacht oder im Ablauf von den Teilnehmern angemeldet werden. Um sich über das Geschehen im Projekt auszutauschen nutzt man die Metainteraktion. Sie gibt die Möglichkeit zum Austausch über den Umgang miteinander und zur Konfliktanalyse.

Abschluss/ Reflexion

Zum Abschluss der Projektarbeit werden die Ergebnisse, allen Jugendlichen zum Gesundheitstag, präsentiert. Die Projektarbeit wird am Ende noch einmal mit den Projektteilnehmern reflektiert, um den Nutzen dieses Projektes für den Alltag herauszuziehen. Weiterhin sollen die Jugendlichen noch einmal die Möglichkeit haben, sich über die Gruppenarbeit auszutauschen um Gefühle und Erlebnisse, die sie in der Arbeit hatten, äußern zu können.

Projekt 2: Wirkung von Alkohol und Abhängigkeit

Projektinitiative

Die Jugendlichen brachten die Projektidee „Die Wirkung von Alkohol und Abhängigkeit" selbst ein, mit der Begründung, dass es für sie ein immer wieder aktuelles Thema sei. Es gibt Teilnehmer, die gerade am Wochenende regelmäßig Alkohol konsumieren. Aus diesem Grund möchte sich die Gruppe mit den Auswirkungen von Alkoholkonsum und Abhängigkeit beschäftigen und damit ihren Beitrag für den Gesundheitstag leisten.

Projektskizze

Im Rahmen dieses Projektes, für dessen Ausarbeitung die Projektteilnehmer sechs bis acht Wochen Zeit haben, setzen sie sich mit folgenden Schwerpunkten auseinander: Welche Auswirkungen hat Alkohol auf den Körper von Jugendlichen? Welche Krankheiten kann regelmäßiger Alkoholkonsum begünstigen? An welchen Stellen kann man sich Hilfe suchen, wenn der Alkoholkonsum überhand nimmt und zum Problem wird?

Projektplan

Auch hier bilden Raum, Zeit und Geld die äußeren Bedingungen, die gewährleistet sein müssen, um das geplante Projekt durchzuführen. Die Jugendlichen können sich im Internet, in der Bibliothek und in Suchtberatungsstellen der Region über das Thema Alkohol informieren. In der zeitlichen Planung wird von sechs bis acht Wochen ausgegangen und das benötigte Geld wird von der Einrichtung bereitgestellt.
Die Teilnehmer haben nun die Aufgabe sich zu organisieren. Sie sammeln Ideen, wie man ihr Projekt gestalten kann, um es für die Besucher des Gesundheitstages interessant zu machen. Sie verteilen die Aufgaben untereinander und entwerfen Ablauf- und Zeitpläne.

- Arbeitsgruppe 1:

Die erste Arbeitsgruppe findet mit den vorhandenen Mitteln heraus, wie Alkohol auf den jugendlichen Körper wirkt und welche Krankheiten, bei regelmäßigem Konsum, begünstigt werden. Die Ergebnisse stellen sie in Form einer Präsentation zusammen.

- Arbeitsgruppe 2:

Die Jugendlichen der zweiten Arbeitsgruppe möchten herausfinden, wie Abhängigkeiten entstehen. Für den Gesundheitstag bereiten sie einen Überblick über Abhängigkeit vor. Weiterhin bemühen sie sich, einen abstinenten Alkoholiker/in zum Gesundheitstag einzuladen, um im Rahmen eines persönlichen Berichtes zum Nachdenken anzuregen.

- Arbeitsgruppe 3:

Die Projektteilnehmer der dritten Arbeitsgruppe nehmen Kontakt zu Suchtberatungsstellen auf. Außerdem versuchen sie einen Suchtberater zu organisieren, der auch Promillebrillen bereitstellen kann, um den Besuchern des Gesundheitstages, beim Geradeausgehen oder Rollerfahren mit den Promillebrillen, den Unterschied zwischen nüchtern und alkoholisiert zu verdeutlichen

Projektdurchführung

Wie bei dem ersten Projekt bereits beschrieben wurde, versuchen die Projektteilnehmer ihr geplantes Projekt weitgehend selbstständig durchzuführen. Sie treffen Absprachen, setzen sich einen Zeitplan, treffen sich regelmäßig mit der gesamten Projektgruppe und planen die nächsten Schritte, die schließlich zu ihrem Ziel führen sollen.

Abschluss/ Reflektion

Als Abschluss ihrer Arbeit, stellen die Teilnehmer ihr Projekt zum Gesundheitstag am BLH vor. Am Ende trifft sich die Gruppe erneut, um ihre Projektarbeit zu reflektieren, Gefühle und Erfahrungen zu äußern und sich ein gegenseitiges Feedback zu geben.

7. Fazit

Die Arbeit macht deutlich, wie wichtig Gesundheitsförderung und Krankheitsprävention, besonders bei Jugendlichen ist. Die Entwicklungstendenzen, die mit den verschiedenen Tabellen belegt wurden, machen ganz klar deutlich, dass die Formel „Jugend bedeutet Gesundheit" nicht mehr aufgeht. Gerade mit den Themen Ernährung, Konsum von legalen und illegalen Substanzen aber auch Sexualität müssen die Jugendlichen stetig konfrontiert werden. Damit soll erreicht werden, dass die jungen Menschen ein positives Gesundheitsbewusstsein entwickeln und so in der Lage sind, sich gesundheitsbewusst zu verhalten. Dazu gehört jedoch auch, gerade bei dem Klientel in unserer Einrichtung, Kompetenzen zu entwickeln und auszubilden, ohne die ein gesundheitsbewusstes Leben nicht möglich ist. Hier greift das Konzept des Bildungszentrums für Land- und Hauswirtschaft Bad Dürrenberg e.V. Wir binden das Thema Gesundheit stark in den Alltag der Jugendlichen und jungen Erwachsenen ein und arbeiten an der Entwicklung von notwendigen Kompetenzen. Der alljährliche Gesundheitstag ist ein Instrument der Gesundheitsförderung und Prävention. Hier sollen sich die Teilnehmer aktiv einbringen und eigene Vorstellungen mit einbringen können. Damit wollen wir sichern, dass die Jugendlichen motiviert werden, sich mit dem Thema Gesundheit auseinanderzusetzen. Weiterhin wird mit Methoden gearbeitet (Projektarbeit, Gruppenarbeit etc.), mit denen wir gleichzeitig die Kompetenzen der Teilnehmer trainieren und stärken.

Ich denke Gesundheit, Gesundheitsförderung und Krankheitsprävention muss noch eine viel größere Rolle in unserer Gesellschaft spielen, um Spätfolgen zu reduzieren oder sogar zu vermeiden. Meiner Meinung nach leistet unsere Einrichtung jedoch schon einen guten Beitrag zur positiven Gesundheitsentwicklungen unserer Klientel.

III. Literaturverzeichnis

- Bildungszentrum für Land- und Hauswirtschaft Bad Dürrenberg e.V.:
  Qualitäts- und Leistungsbeschreibung Internat, Bad Dürrenberg 2010

- Cloerkes, G.: Soziologie der Behinderten. Eine Einführung. Universitätsverlag Winter,
  Heidelberg,2007

- Franzkowiak, P.: Präventive Soziale Arbeit im Gesundheitswesen. Ernst Reinhardt Verlag,
  München, 2006

- GBE kompakt, Robert-Koch-Institut (Hrsg.): Ausgabe: 5/ 2010

- Grabka, M.M., Frick, J.R.: Weiterhin hohes Armutsrisiko in Deutschland: Kinder und
  junge Erwachsene sind besonders betroffen.
  Aus: Wochenbericht des DIW Nr. 7/2010, 77. Jahrgang, 2005

- Grabka, M.M., Krause, P.: Einkommen und Armut von Familien und älteren Menschen.
  Aus: Wochenbericht des DIW Nr. 9/2005, 72. Jahrgang, 2005

- Heimlich, U.: Lernschwierigkeiten. Verlag Julius Klinkhardt, Bad Heilbrunn, 2009

- Hurrelmann, K.: Gesundheitssoziologie. Eine Einführung in sozialwissenschaftliche
  Theorien von Krankheitsprävention und Gesundheitsförderung, 6. Auflage,
  Juventa Verlag, Weinheim und München, 2006

- Hurrelmann, K., Klotz, T., Haisch, J. (Hrsg.): Lehrbuch Prävention und
  Gesundheitsförderung, 2. Auflage, Verlag
  Hans Huber, Bern, 2009

- Mathe, T., Tesak J. (Hrsg): Medizinische Soziologie und Sozialmedizin. Schulz-Kirchner
  Verlag, Idstein, 2003

- Nestler, J., Goldbeck, L.: Soziale Kompetenz. Training für lernbehinderte Jugendliche
  SOKO. Beltz Verlag, Weinheim und Blasel, 2009

- Schwartz, F.W., Badura, B., Busse, R., Leidl, R., Raspe, H., Siegrist,J., Walter, U.:
  Das Public Health Buch. Gesundheit und Gesundheitswesen. 2. Auflage, Verlag Urban und
  Fischer, 2003

- Zilm, M.: Konzeption zur jugendgerechten Neugestaltung eines Clubraumes, unter
  Einbeziehung der Jugendlichen im Internat. Praxisarbeit 1, 2010

Onlinequellen

- GBE Bund: Übergewicht und Adipositas , Gesundheit in Deutschland 2006

http://www.gbebund.de/gbe10/ergebnisse.prc_tab?fid=10699&suchstring=Adipositas&query_
id=&sprache=D&fund_typ=TXT&methode=2&vt=1&verwandte=1&page_ret=0&seite=&p_lfd_
nr=1&p_news=&p_sprachkz=D&p_uid=gast&p_aid=22334091&hlp_nr=3&p_janein=J

[Abruf: 26.02.2011, 18:34]

- Deutsches Ärzteblatt: Drogenkonsum im Kindes- und Jugendalter
  Heft 28–29,16. Juli 2007

http://www.erlangen.de/Portaldata/1/Resources/040_kinder_familie/513_Stolle_etal.2007.pdf

[Abruf: 03.03.2011, 20:12]

- Berliner Forum Gewaltprävention: Soziale Faktoren in der Jugendphase heute und ihre
  Bedeutung für das Lernen in der Schule (Hurrelmann)

http://www.berlin.de/imperia/md/content/lb-
lkbgg/bfg/nummer22/08_hurrelmann.pdf?start&ts=1239198993&file=08_hurrelmann.pdf

[Abruf: 03.03.2011, 10:13]